AF494990

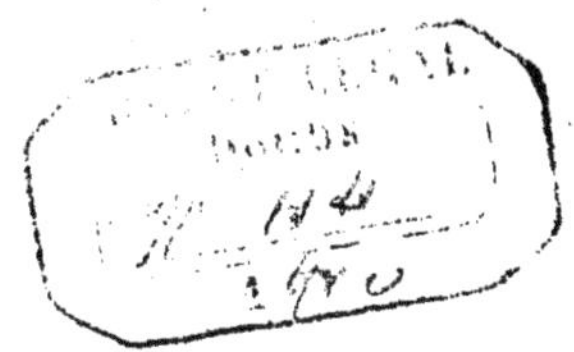

DES

DIFFORMITÉS

INFIRMITÉS ET MALADIES

REPRODUITES DANS LES ŒUVRES D'ART

PAR

Le Dr BRUCHON Fils

EXTRAIT DES *MÉMOIRES DE LA SOCIÉTÉ D'ÉMULATION DU DOUBS*
(7e série, t. IV, 1899)

BESANÇON
TYPOGRAPHIE ET LITHOGRAPHIE DODIVERS
87, Grande-Rue, et rue Moncey, 8 *bis*

1900

DES

DIFFORMITÉS

INFIRMITÉS ET MALADIES

REPRODUITES DANS LES ŒUVRES D'ART

DES

DIFFORMITÉS

INFIRMITÉS ET MALADIES

REPRODUITES DANS LES ŒUVRES D'ART

PAR

Le Dr BRUCHON Fils

EXTRAIT DES *MÉMOIRES DE LA SOCIÉTÉ D'ÉMULATION DU DOUBS*
(7e série, t. IV, 1899)

BESANÇON
TYPOGRAPHIE ET LITHOGRAPHIE DODIVERS
87, Grande-Rue, et rue Moncey, 8 *bis*

1900

DES

DIFFORMITÉS, INFIRMITÉS

ET MALADIES

REPRODUITES DANS LES ŒUVRES D'ART

Les artistes et les admirateurs de la beauté idéale en peinture et en sculpture pourront être surpris du sujet que j'ai choisi pour vous entretenir quelques instants. Ils m'objecteront, non sans raison, que la vue des infirmités humaines est assez pénible et trop fréquente dans le courant de la vie pour qu'on aille la rechercher dans des œuvres où l'on ne devrait jamais la rencontrer. Cela semble donc une idée baroque, pouvant à la rigueur intéresser un médecin, mais qu'il devrait garder pour une discussion professionnelle et un auditoire spécial. Comment se fait-il cependant que de tout temps, dans certaines œuvres antiques comme dans celles des peintres et sculpteurs primitifs du moyen âge, et encore dans de très belles toiles des grands maîtres de diverses écoles de la Renaissance et des siècles suivants, nous rencontrions souvent reproduits, avec une exactitude scrupuleuse, tel ou tel type morbide, telle ou telle déformation caractéristique? Il ne saurait être question d'un défaut d'expression, d'attitude, encore moins d'un manque de proportion ou de sûreté de ligne. Pourquoi donc cet élément a-t-il été introduit dans l'œuvre? L'intention de l'artiste étant connue, le but, l'effet à produire sont-ils atteints? Il peut être intéressant de prouver qu'ici encore le culte du beau a su s'allier à la simple et scrupuleuse reproduction de la nature, même dans la laideur. Pour ce faire, nous aurons à recourir à une sorte de recherche critique qui expliquera tel ou tel point étrange ou choquant au premier abord, et ce sera nous amener souvent à retrouver une fois de plus les qualités magistrales et l'observation merveilleuse de l'artiste. Il m'a semblé que dans ce jugement un médecin pouvait aussi bien, et peut-être mieux que tout autre, apporter quelque lumière, servir en quelque sorte d'interprète : d'où l'idée de cette causerie. Je m'appuie du reste sur l'autorité incontestée d'un des hommes les plus éminents de la médecine moderne, et dont la vaste intelligence a embrassé tout le domaine de la science, le regretté professeur Charcot. Il a publié sur la question d'intéressantes monographies, ainsi que ses élèves, MM. Richer, Henri Meige, et mon éminent maître M. le professeur Gilles de la Tourette.

Qu'il soit convenu tout d'abord que nous ne nous occuperons aucunement des êtres bizarres ou monstrueux éclos dans les diverses mythologies ou dans les légendes populaires, cyclopes, centaures, sirènes, etc., divinités égyptiennes ou indoues, ou encore gnomes, goules, vampires échappés des ballades d'outre Rhin ; nous resterons, si vous le voulez bien, dans la réalité.

Ceci étant posé, on peut admettre que les artistes ont eu à copier la difformité naturelle quelquefois dans une intention caricaturale ; plus souvent ils ont reproduit certains grotesques ou personnages contrefaits (nains, bouffons, bossus) en faisant leur portrait, ou en les plaçant dans une scène historique ou même quelconque. Les guérisons miraculeuses, les scènes de la vie des saints ou de l'Evangile nous permettent de rencontrer en nombre les infirmes, les estropiés, les paralytiques, les aveugles. Enfin certains tableaux, réunis sous le nom de tableaux de genre, nous mettent sous les yeux, des scènes où les malades et parfois le médecin ont tenté le talent de l'artiste.

Tel est l'ordre que nous suivrons dans cette recherche où la peinture, la sculpture, la gravure, le dessin, la caricature dans son outrance même, nous offrent le champ le plus vaste. Les matériaux que nous possédons pour ce travail, et son étendue ne nous ont pas permis d'y englober les œuvres contemporaines.

Qui de nous ne connait et n'a en mémoire certaines têtes grotesques ou hideuses fouillées dans les pierres de quelques-unes des cathédrales les plus célèbres ou des monuments de la même époque, côte à côte avec les gargouilles monstrueuses? Or, certains pathologistes, avec une patience admirable, sont arrivés à prouver que ce n'est point à son imagination seule que l'artiste a eu recours, et que fréquemment il a saisi au passage et reproduit avec fidélité les marques d'une déformation pathologique, d'une affection nerveuse définie et soignée dans nos services hospitaliers, spasme, contracture, paralysie des muscles du visage, de la bouche, des lèvres, déviation de la langue. Tel est le cas du mascaron bien connu de Sancta Formosa de Venise, d'un des mascarons du Pont-Neuf conservé au musée de Cluny et de nombre de figures des portiques ou des galeries des cathédrales dont il serait fastidieux de citer même les plus connues. Je passe aussi rapidement sur les têtes caricaturales en terre cuite trouvées en abondance dans les fouilles des vieilles cités d'Asie-Mineure, déformations craniennes, têtes plates ou pointues, allongées ou ridiculement diminuées de volume, avec un front fuyant, un nez énorme. Nous y retrouvons facilement les aspects hideux bien connus de certains idiots et cretins actuels.

Je m'arrête cependant sur un type plus intéressant que les autres, c'est celui du *Maccus* des Atellanes, de l'ancêtre de *Polichinelle*. Il semble que cette caricature ait traversé toutes les phases de la civilisation avec de légères modifications. Deux peuples nomades et fort anciens, les Hébreux et les Bohémiens, l'ont promené à travers le monde. Introduit par les Hébreux en Egypte, il passa de là en Grèce, toujours figure comique ou jouet d'enfant ; mais c'est à Rome qu'il atteint la perfection dans la laideur, prend son nom, et s'incarne dans un personnage de comédie. M. Souques en a donné une description complète d'après une statuette trouvée sur le mont Esquilin en 1727 ; c'est comme vous en pourrez juger, celle du frère jumeau ou de l'ancêtre de Polichinelle ainsi que je l'ai déjà dit. Or, dans ces deux personnages, M. Marie, un de nos professeurs agrégés les plus distingués, retrouve les déformations d'une singulière affection décrite par lui, l'*Acromégalie* qui se caractérise par un développement exagéré (hypertrophie) de la face et des extrémités, une déformation thoracique, etc.

Glouton, ivrogne, brutal et bête, Maccus, dont le nom signifie suivant les uns *bouffon*, suivant les autres *femme ridicule*, a une tête énorme. Cette prédominance porte surtout sur le visage : pourtant la protubérance occipitale externe est très développée. Les rebords des orbites, les pommettes sont extrêmement saillants, la mâchoire inférieure allongée, les lèvres, les oreilles fort grandes, le nez énorme et crochu. Au bord des lèvres sont figurés deux petits globes d'argent destinés à donner à la voix ce timbre spécial bien connu chez le personnage, et qu'on retrouve chez l'acromégalique. Point capital, au niveau du thorax on voit une double bosse, une sternale, une dorsale reproduisant en exagération des déformations du type morbide. Les pieds et les mains sont plus grands que ne l'exige la taille du sujet.

Ces déformations morales et physiques, nous les retrouvons chez le *Pulcinello* napolitain. On peut croire que ce dernier est Maccus disparu au moment de l'apparition du christianisme, et resté longtemps dans l'ombre. Le nom qu'il prend dans les farces populaires serait dû à la courbure de son nez long et crochu, bec de poulet (*pulcino*). Une autre tradition veut qu'un acteur populaire comique très aimé et présentant, le pauvre diable, les mêmes difformités que Maccus et certains malades actuels, ait fait reparaître le type comique vantard, glouton et buveur de la farce antique, et lui ait laissé son nom *Paulo Cinelli* ou encore *Puccio d'Anuello*. Apparu au dix-septième siècle dans la comédie italienne, Pulcinello devient le *Polichinelle* français, le *Punch* anglais, le *Hanswürst* allemand. Sa reproduction en dessins, en images, en gravures ou en statuettes est innombrable.

Quand nous saurons que MM. Charcot et Richer ont retrouvé dans des terres cuites d'Asie-Mineure des figurines ressemblant beaucoup à Maccus et à Polichinelle, nous nous demandons avec M. Marie s'il ne faut pas substituer à une transmission problématique d'un même prototype caricaturel de Polichinelle chez divers peuples une idée plus simple. Pourquoi ne pas admettre que, sans lien direct et par auto-invention, différents peuples, différentes générations aient utilisé cette caricature vivante qu'est l'acromégalique ?

La curiosité et la recherche du grotesque joint souvent au difforme expliquent l'attrait du peuple pour l'exhibition des phénomènes tels que les nains, les êtres monstrueux, et ils nous font comprendre aussi leur présence fréquente autrefois dans les cours des rois ou des grands seigneurs. Cet engouement a laissé sa trace dans les arts, et nous voyons souvent représentés dans de grands tableaux des maîtres de la peinture du XVIe et du XVIIe siècle ces types plus ou moins étranges. Nous pouvons ainsi les connaître et savoir à quel genre de malformation ils devaient leur lucrative situation ; le plus souvent c'est le rachitisme, puis la scrofule, l'imbécillité, le crétinisme.

Dans l'antiquité, la fable des Pygmées et leur reproduction en peinture, en terre cuite, en bronze se rattachent peut-être à la connaissance des peuples africains de petite taille décrits par les explorateurs modernes.

Y a-t-il de véritables nains, proportionnés dans leur petite taille et n'offrant pas de déformation physique, d'infériorité intellectuelle? On peut en citer quelques rares exemples. La tête est souvent trop forte pour le corps, et les membres grêles offrent la plupart du temps les courbures du rachitisme.

Nous trouvons déjà ces tares merveilleusement indiquées dans des statues très antiques de nains. Telle est la curieuse statuette égyptienne du musée de Boulacq trouvée dans la nécropole de Sakarrah, et dont l'original devait être un personnage important, étant donné la magnificence de sa sépulture : c'est le nain *Knoumotpou*. Sur un bas-relief du même musée, Mariette Bey a décrit une autre naine avec de curieuses malformations. M. Maspéro a retrouvé plusieurs types de ces infirmes dans les peintures qui ornent les tombeaux des rois égyptiens. Il est probable que les Pharaons les gardaient déjà auprès d'eux comme curiosités ou comme bouffons. Bien plus, les Egyptiens avaient placé parmi leurs dieux, deux de ces tristes grotesques ; ce sont le dieu *Phtah* et le dieu *Bes*, ce dernier présidant aux armes et à la toilette. Leurs statuettes sont nombreuses dans les collections du Louvre. Le dieu *Bes* plus ou moins difforme est atteint de rachitisme ; il a le plus souvent une tête énorme, de gros yeux saillants, une face large, un nez camard, des membres cagneux. Il est parfois porté par une déesse naine aussi, sa mère, fréquemment d'aspect monstrueux dans sa laideur et atteinte de pied bot. Le dieu *Phtah* présente les caractères d'un enfant grêle, atrophié, quelque peu hydrocéphale et rachitique ; pour certains savants, c'est un type du crétin jeune.

Mon excellent maître M. le professeur Cornil possède une statue d'un nain égyptien dont la colonne vertébrale est effondrée par le mal de Pott

Etant donné l'amour des Grecs pour la pureté et la beauté des formes du corps, les œuvres de leurs statuaires ne fourniront que bien peu d'éléments à notre recherche. Signalons toutefois le gros orteil gauche du *Gladiateur combattant*, les oreilles déformées et plaquées contre le crâne de quelques têtes de pugilistes. Il y a pourtant une exception à cette constatation : un *buste d'Esope* remarquable à tous points de vue, conservé à la villa d'Albani près de Gênes comme réplique d'une œuvre de Lysippe déjà vantée et décrite par Pline, offre pour nous un intérêt tout particulier. Nous savons que le fameux fabuliste était bossu. Or, sur le marbre en question, on relève une incurvation marquée de la colonne vertébrale, et, à côté d'elle, une série de particularités pathologiques évidemment copiées d'après nature. Remarquons la ligne irrégulière formée par les apophyses épineuses des vertèbres qui ont chevauché les unes sur les autres, l'enfoncement de la tête entre les épaules, la conformation en carène de la poitrine, les changements de direction des côtes. A quelle nature de déformation a-t-on affaire ? Il est difficile d'être affirmatif puisqu'il s'agit d'un buste, et la discussion en serait ici peu intéressante ; mais évidemment l'artiste s'est reporté à un modèle contrefait, typique pour aider à son imagination.

Dans les terres cuites de valeur artistique bien secondaire, les reproductions de bossus, de nains, et de difformes caricaturaux nous fournissent plusieurs types intéressants. Je citerai une vieille femme grotesque et bossue visible au Louvre parmi les terres cuites de Kittien (île de Chypre), quelques statuettes de Tanagra, de Mejuna ou de la basse Egypte (époque alexandrine).

La légende des Pygmées a laissé dans l'art antique de nombreuses traces. Ils sont souvent figurés dans les fresques d'Herculanum et de Pompéi. Le musée du Louvre en possède un certain nombre sous forme de terres cuites et de bronzes grecs et surtout romains. Ces pygmées présentent des malformations ressemblant beaucoup à celles que nous avons rencontrées chez les dieux égyptiens. Ils ont le torse énorme, les membres courts et arqués, une tête volumineuse ; plusieurs sont bossus.

A Rome la mode des nains et des bouffons fut, nous le savons par les historiens et les satiriques, très répandue chez les riches et les nobles de l'Empire : aussi nous ne nous étonnerons pas d'en trouver un grand nombre dans les diverses statuettes datant de cette époque. A la villa Albani un de ces personnages est manifestement microcéphale.

Au moyen âge tout grand seigneur avait son bouffon ; parfois un nain en tenait l'office ; aussi les reproductions n'en sont-elles point rares. Le nain Turold nous est montré dans l'exercice de ses fonctions de page sur la célèbre tapisserie de Bayeux dite de *la reine Mathilde* (XIe siècle) qui reproduit les hauts faits de Guillaume le Conquérant. Un second spécimen est le fou Triboulet figuré sur une médaille de Francesco Lourano (XVe siècle). Ce n'est pas évidemment le célèbre bouffon de Louis XII et de François Ier, mais celui de René d'Anjou, roi de Sicile. Triboulet fut un pauvre nain difforme dont la tête pouvait être recouverte d'une barette de la grosseur d'une orange. Quant au héros du « *Roi s'amuse* » bossu, rachitique, il est représenté dans un tableau de Boniface ou Bonifazio (1500-1562) et dans une toile allégorique conservée au musée de Cluny intitulée *Au juste poids véritable balance* et due à Antoine Piguet. Dans cette dernière œuvre il fait partie de la suite de François Ier. A partir de la Renaissance en effet, dans les tableaux reproduisant les traits d'un roi ou d'un haut seigneur, nous voyons fréquemment à ses côtés un nain ou un bouffon favori atteint d'une infirmité plus ou moins bizarre ; leur place à la cour était chose commune. Nous les retrouvons encore dans les grandes compositions, ayant pour sujet un cortège, un triomphe, qu'il s'agisse d'un fait contemporain ou historique. Enfin les nains ont eu leurs portraituristes qui les ont représentés seuls et pour eux-mêmes. Ils sont parfois régulièrement conformés dans leur petite taille ; pourtant généralement le torse est un peu long par rapport aux membres qui sont droits mais courts ; la tête est toujours forte. A cette catégorie de nains se rattachent ceux qui sont reproduits dans le *festin d'Hérode* de Dominico Ghirlandajo ; dans une fresque d'une église de Florence de Gaudanzio Ferrari ; dans l'*Adoration des Mages* exposée à l'Académie des beaux-arts à Milan ; dans le *Moïse sauvé du Nil* et présenté à la fille de Pharaon, de Bonifacio, au musée Brera de Milan.

J'aurai à parler sous peu des nains parfaits dans leur petitesse tels que les Anglais Joffrey et Gibson. Une gravure de Van Assen représente le gentilhomme polonais Borwiloski, petit personnage accompli au physique et au moral, d'une hauteur de 75 centimètres. Rappellerai-je aussi Bébé, nain du roi Stanislas dont il existe un portrait au musée de Versailles et à celui de Nancy, une statue en cire à la Faculté de médecine de Paris ?

A côté du nain parait souvent le bouffon moins exigu de taille, mais porteur de difformités physiques relevées avec soin par les artistes. Parcourons rapidement certaines œuvres connues de l'École italienne ; Mantigna dans le *Triomphe de Jules César* (château royal de Humpton Court) nous montre un nain rachitique. Une naine à tête énorme, à membres disproportionnés fait partie de la suite de Barbe de Brandebourg dans le portrait de cette princesse.

Dans la fresque de Jules Romain ornant la salle de Constantin au Vatican et dénommée la *harangue de Constantin aux troupes*, se montre au premier plan un nain guerrier vêtu d'une cuirasse en pelleterie et ceint du glaive. La tête très forte est coiffée d'un casque empanaché, le tronc épais est supporté par des jambes torses fortement musclées. Un dessin satirique du Caravage à Naples, un carton du Bronzino reproduit en tapisserie à Florence nous offrent des images de nains repoussants. C'est encore un de ces personnages qui, portant un petit chien, assiste au sacre de Come Ier dans un bas-relief de la statue de ce prince par Jean de Bologne. Un bénitier de la cathédrale de Vérone est supporté par un nain cagneux et bossu. Paul Véronèse dont le père sculpta cette bizarre statue, a peint pour sa part nombre de semblables déshérités de la nature. Deux toiles du musée du Louvre, très connues et souvent reproduites nous en offrent des exemples. Le nain des *Noces de Cana* atteint la hauteur d'une table : il est couvert d'habits somptueux, et tient un perroquet ; ses jambes arquées supportent un ventre d'embonpoint respectable. Quant au petit monstre favori d'Assuérus placé sur les marches du trône dans l'*Évanouissement d'Esther*, il est aussi disproportionné et de plus hydrocéphale. Les nains du *Moïse sauvé des eaux* au musée du Prado à Madrid, *de la Découverte de Moïse* (Musée de Dresde), du *Banquet de la maison de Lévy* (musée de Venise) ne le cèdent en rien aux précédents, et semblent prouver que le maître aimait à mêler aux grandes scènes qu'il peignait ces êtres difformes. Carpuccio dans les fragments de la *Vie de Sainte Ursule*, Tiepolo dans ses belles eaux-fortes, ont reproduit une série de types analogues. A la Galerie Royale de Turin, on trouve un portrait de Charles Emmanuel adolescent ; le prince appuie la main sur la tête énorme d'un nain dont la taille est d'une exiguité prodigieuse. Citons encore le nain écuyer de l'empereur Othon peint par le Dominiquin dans les fresques de la *Vie de Saint Nil* à Grotta-Ferrata.

L'école espagnole est aussi riche que la précédente en productions de nains, de bouffons et d'idiots. Qui n'a vu au Louvre ou en gravure, le tableau connu sous le nom du *Pied Bot* de Ribeira ? C'est un jeune mendiant affecté de cette infirmité qu'a peint l'auteur ; mais remarquons encore que la main droite supportant le chapeau n'est point normale ; elle aussi, dans son attitude très nette, présente une déformation analogue à celle du pied. Les membres du côté droit, le supérieur comme l'inférieur, sont atteints de la même lésion qui, nous le reconnaissons, est l'hémiplégie infantile. L'expression niaise du regard et des traits achève cette ressemblance ; elle révèle l'état mental inférieur du sujet. Giordano, élève de Ribeira, a peint un nain guerrier dans les fresques de l'Escurial reproduisant la *reddition de Saint-Quentin* sous Philippe II.

Un des maîtres les plus remarquables de l'Ecole, Vélasquez s'est attaché, lui aussi à reproduire certains difformes, et divers cérébraux. Le masque étrange de l'imbécile se retrouve dans ses toiles de l'*Idiot*, de l'*Enfant de Vellacas*, de l'*Idiot de Corria* dans les collections de Vienne et du Prado de Madrid. Quant aux nains, ce dernier musée et quelques-uns de la même ville comptent environ sept tableaux de ce peintre à eux consacrés. Antonio l'Anglais, nain de Philippe II, assez bien proportionné, tient en laisse un grand levrier; les autres sont de petits êtres hideux mais richement habillés, à la figure souvent bestiale et méchante ; ce sont Pablos de Valladolid, les nains figurés dans le tableau des Menins, puis El Primo, Sébastien de Morra. Une œuvre de Carieno de Miranda dans la même galerie représente « *la Monstrueuse* », hideuse créature, naine d'un embonpoint grotesque et répugnant ; une autre toile du même auteur la montre nue. Le musée d'Auch possède de Vélasquez le portrait de la naine Barbola.

Passons rapidement en revue les écoles flamande, hollandaise, allemande. Ici encore les portraits de nains et de bouffons, signés des meilleurs maîtres, ne sont point chose rare. Dans un tryptique de Jean Gossaert, au musée de Bruxelles, *Jésus chez Simon le Pharisien*, se trouve un personnage difforme et petit de taille, que l'on pense être un bouffon.

Holbein a reproduit *Wil Samers* bouffon de Henri VIII d'Angleterre avec le talent que nous lui connaissons. Dans deux portraits qu'il fit en sa qualité de peintre de la cour, le monarque est accompagné de son fou.

Une des plus belles toiles de l'école hollandaise au Louvre due à Antonio Moro est consacrée à Brusquet, bouffon de Charles-Quint. La tête grosse a une expression sournoise et méchante ; debout, sur ses courtes jambes, le personnage pose la main sur un grand chien d'Espagne qui lui arrive à l'aisselle. Péjeron, autre bouffon, peint par le même artiste, n'est pas nain, mais atteint d'un rachitisme manifeste. Dans le portrait du comte Thomas Arundel et de sa famille (Pinacothèque de Munich) le grand Rubens nous montre à côté d'eux un type remarquable de nain à crâne étroit, à bouche énorme, ayant des bras disproportionnés et de courtes jambes torses qui le soutiennent mal.

Van Dyck peignit deux nains de la cour d'Angleterre, dont je crois déjà avoir parlé, célèbres tous deux par la gentillesse de leur esprit et la proportion gardée dans leur petite taille. Le premier est Gibson représenté dans une autre toile avec Anne Shepherd son épouse naine aussi, et attachée à la reine Henriette-Marie, tandis que lui l'était au roi Charles Ier. Le second page de Charles Ier est le nain Jeffrey peint aussi par Van Dyck à côté de la reine.

Daniel Mytens, peintre estimé de ce temps, a laissé aussi plusieurs portraits de lui.

Notons enfin un superbe tableau de Van der Venne intitulé la *Pêche des Ames* où nous voyons un nain grotesque en sa démarche prétentieuse.

Dans le siècle dernier et dans celui-ci, nous rencontrons en abondance des estampes et des gravures consacrées à nombre de nains exhibés en public. Elles n'ont la plupart du temps qu'une maigre valeur artistique, et ne sont que de simples réclames. Le plus célèbre de ces phénomènes est Stratten dit le *général Tom Pouce* haut de 50 centimètres.

J'ai beaucoup parlé des nains et je n'ai rien dit des géants, c'est, qu'en effet, je n'ai trouvé que peu d'œuvres artistiques où aient été reproduits ces autres êtres phénoménaux. Je ne puis que mentionner les *Combats de Géants* ou *Gigantomachies* peints sur les amphores grecques, et la frise célèbre du temple de Pergame représentant des scènes du même genre. Divers tableaux et diverses sculptures des époques les plus variées, depuis l'ère chrétienne jusqu'aux temps modernes, montrent *David vainqueur de Goliath* ou emportant en triomphe la tête de son ennemi. Le terrible Philistin ne nous présente d'intéressant que ses proportions colossales, et l'expression sauvage de ses traits. Je n'insiste pas sur les affiches, les gravures, les images généralement très ordinaires, ayant comme sujets des géants exhibés au public dans les foires de grandes villes ou dans les expositions.

Parmi les dessins de Léonard de Vinci, au milieu de types plus ou moins intéressants pour notre recherche médicale, nous trouvons à signaler tout particulièrement une tête d'idiot rabougri et goitreux. Cette dernière infirmité, en effet, a été relativement peu reproduite par les peintres, soit volontairement, soit involontairement. Dans un tableau de Hans Holbein le Jeune, au musée de Bâle, intitulé la *Flagellation du Christ*, un bourreau est doublement goitreux. L'artiste semble avoir voulu ajouter encore à l'horreur de la scène et à l'expression brutale et féroce du personnage en lui donnant cette malformation. Un portrait dû à Esteban Marck, au Musée du Prado à Madrid, représente un vieux buveur porteur d'un goître énorme, poche sans profondeur où l'on croit que vont s'engloutir les brocs placés devant le bon compère. Dans une scène de *tentation de St-Antoine* due à Lucas de Leyde, un personnage diabolique a le cou déformé par un goître hideux de grosseur.

Un médaillon en bois sculpté, de provenance allemande, et qui se trouve au Louvre, est consacré à un fou de cour dont la glande thyroïde est quadruple de volume. En résumé, cette infirmité se trouve reproduite dans l'art, mais fort peu. Quelle en est la raison? Il est probable que l'impression pénible qu'elle cause, lorsqu'elle atteint certaines proportions, fait réserver une tare pareille à des êtres antipathiques ou grotesques.

Quant au goître accompagné d'exophtalmie, malgré tout ce que l'on en a dit, il n'y en a aucune reproduction certaine.

Je crois avoir rappelé déjà, à plusieurs reprises, que les artistes grecs et romains cherchaient à retracer surtout la beauté idéale Il serait par conséquent étrange de retrouver dans leurs œuvres des figures d'infirmes ou d'estropiés ; la céramique seule nous en présente quelques exemples curieux dans des dessins de vases. Sur une amphore remontant au IVe siècle avant l'ère chrétienne est peint un satyre porteur d'un pilon qui soutient une jambe estropiée bizarrement déformée ; c'est le *satyre comique* du musée du Louvre. Dans la mosaïque gallo romaine de la cathédrale de Lescar, on voit un chasseur nègre amputé du pied et dont le membre inférieur est supporté par une fourche de bois C'est un autre type de support artificiel qui sert à un chasseur de lièvre figuré sur une poterie du musée de Cluny. Une amphore du musée d'Athènes nous montre un Vulcain atteint d'un superbe pied bot.

Mais le christianisme fait son apparition victorieuse, et la reproduction des miracles de Jésus, des apôtres et des saints donne aux artistes l'occasion de mettre en scène des infirmes et des malades de toutes sortes.

Sur les bas-reliefs des sarcophages. des fonds baptismaux, sur les portails des cathédrales, ces scènes se rencontrent très nombreuses ; c'est la guérison des paralytiques, des infirmes, la résurrection de Lazare. Tous ces motifs ainsi qu'une multitude d'autres de l'Evangile et de la vie des saints ont inspiré une foule d'artistes depuis les primitifs jusqu'à nos jours.

Il y a là une ample moisson à faire, mais je suis forcé de me limiter en citant des œuvres particulièrement remarquables et connues Dans la très célèbre fresque du *Triomphe de la Mort* (Campo Sancto de Pise) un groupe de misérables implore celle qui doit mettre fin aux souffrances ; ce sont des boiteux, des culs de jatte, des paralytiques, dont l'impotence et les déformations sont fidèlement reproduites. Il en est de même de la vieille fresque de la *Capellaria degli Spagnoli* de Florence (école du Giotto). Cherchant à copier fidèlement la nature et à émouvoir ceux qui verraient son œuvre, l'auteur a introduit au milieu d'infirmes de tout ordre des types particuliers et très reconnaissables pour des savants pathologistes ; l'un est atteint de paralysie infantile, l'autre présente l'attitude de l'avant-bras comme dans la paralysie du nerf radial. André de Pise a reproduit une scène du même genre sur une porte du baptistère de Florence : c'est le *Christ guérissant les Malades*. Dans une fresque de Beato Angelico au Vatican, *Saint Laurent faisant la charité aux malheureux*, nous trouvons la même fidélité naïve, la même finesse d'observation des déformations reproduites. Le maître de l'Ecole romaine, Raphaël Sanzio, dans une série de beaux cartons devant servir de modèles à des tapisseries reproduisant les *Actes des Apôtres*, a dessiné à propos de la *Guérison d'un boiteux par Saint Pierre* deux infirmes (musée de South Kensigton). Chez tous deux nous retrouvons les stigmates merveilleusement observés du rachitisme. Les déformations des membres du boiteux sont plus conventionnelles que réelles ; peut-être l'artiste a-t-il voulu même atténuer les lésions qui lui avaient servi de modèles. Ce même type de souffreteux, de débiles, existe dans une autre œuvre du même peintre le *Sacrifice de Lystra*. Rappellerai-je que dans le portrait d'Inguirami (Palais Pitti) le strabisme du modèle est fidèlement reproduit, et qu'un ange du *Couronnement de la Vierge*, dessin conservé au musée Wicar de Lille, a une déformation de la paupière, un ectropion trop fidèlement pris sur le modèle. Le Poussin dans un beau tableau dit *Guérison d'un paralytique par Saint Pierre et Saint Jean* a pris comme sujet un homme jeune dont les membres inférieurs sont frappés de contracture hystérique.

Pour passer à une autre école, rappelons que Holbein dans sa célèbre *Danse des Morts* a placé une curieuse image d'estropié. Un peintre hollandais, Martin Van Hermskerch, dans une belle toile intitulée un *miracle de Saint Pierre*, a retracé avec une fidélité extraordinaire la déformation du pied et de la main d'un individu atteint de paralysie du côté gauche.

Goya dans une fresque de San Antonio de la Floride à Madrid a moins bien indiqué les lésions du paralytique guéri par Saint-Antoine de Padoue.

Un tableau du XVIe siècle à l'hôpital de Reims et la très curieuse collection de toiles peintes et de tapisseries conservées dans cette ville nous mettent sous les yeux une série d'infirmes et de malades de toutes sortes.

Dans le manuscrit *du roi Modus* (XVe siècle), conservé au musée de Bruxelles, nous trouvons parmi les personnages d'une charmante miniature un gueux amputé de la jambe gauche et porteur d'un singulier appareil de support.

Dans le Credo de Joinville, manuscrit antérieur datant du XIIIe siècle, un ambassadeur du sultan est représenté comme un petit vieillard nain soutenu par deux crosses (Bibliothèque Nationale de Paris).

A Châteaudun, un petit enfant dont la statuette datant du XVe siècle se trouve près de celle de sainte Elisabeth dans la chapelle du château, est porteur d'une jambe de bois.

Je ne fais que rappeler les gravures si originales, si amusantes, si fines de Callot, où l'on trouve en abondance des gueux estropiés, bossus, tortus, merveilleusement réalistes ainsi que ceux que nous retracent les planches des *Proverbes joyeux* de Lagnet (XVIIe siècle).

La pitié et l'intérêt qui se sont attachés de tous temps aux malheureux privés de la vue ; la présence de cette infirmité chez certains personnages célèbres de l'antiquité ou de l'Histoire Sainte, les faits miraculeux nous font déjà penser que de nombreux artistes auront consacré certaines de leurs œuvres aux aveugles.

Le père de la poésie grecque, Homère, le divin vieillard, a été reproduit maintes fois dans l'antiquité et dans les temps modernes. Le musée de Naples possède un buste de lui qui est une merveilleuse œuvre d'art. La tête est droite, légèrement renversée en arrière ; la face dirigée en haut, les yeux inégalement ouverts au-dessus desquels les sourcils s'élèvent comme dans un effort continu pour faciliter l'accès de la lumière, sont des preuves de fidèle observation.

Il n'est personne de nous qui ne connaisse l'attitude particulière de l'aveugle, soit qu'il s'avance seul, hésitant, craintif, ou au contraire étonnant dans son habileté à reconnaître son chemin, soit qu'il s'appuie confiant au bras d'un guide, avec cette impassibilité, cette rigidité d'aspect qui le font reconnaître.

Ces divers types ont été reproduits avec une grande exactitude; notons par exemple une fresque de Florence attribuée à Taddeo Gadi, et une autre du Vatican due au peintre angélique Fra Beato da Fiesole. D'une observation aussi très profonde est le carton de Raphaël intitulé *Clymas frappé de cécité*. L'attitude du malheureux puni subitement par saint Pierre est absolument vraie : la tête dirigée en haut pour chercher la lumière, le corps courbé, affaissé sous l'influence de la terreur, il semble implorer, les mains tendues en avant, le secours d'un guide.

Hans Holbein, dont je cite à nouveau la célèbre *Danse des Morts* du musée de Bâle, nous émeut par l'expression résignée du pauvre aveugle que la mort entraîne d'une main vers une fosse entr'ouverte, tandis que de l'autre elle coupe la ficelle du chien guide fidèle, affolé par la vue de ce monstre camard.

L'histoire de Tobie et sa guérison miraculeuse ont inspiré plusieurs peintres; pour ne citer qu'un grand nom, je rappellerai un dessin de Rembrandt, reproduisant Tobie le père courant à la rencontre de son fils. « L'empressement du père et l'hésitation de l'aveugle, dit M. Charcot, sont supérieurement rendus : les jambes courent, les bras sont tendus en avant.. » L'aveugle dans sa demeure se conduit seul d'ordinaire avec plus d'assurance : mais l'émotion a troublé le vieillard, et le peintre a voulu le montrer en le représentant s'avançant dans une direction opposée à celle de la porte. Un petit chien qui se jette dans les jambes de son maître comme pour l'arrêter semble l'avertir qu'il fait fausse route.

Breughel le Vieux, dans son tableau intitulé la *Parabole des Aveugles*, a peint un groupe de ces infirmes s'appuyant les uns sur les autres et allant culbuter dans un fossé. Citons encore, mais sans nous arrêter, les *Aveugles de Jéricho*, du Poussin. Un tableau de Lesueur au Louvre, *Saint Paul guérissant les malades*, nous offre une fidèle reproduction d'une ophthalmie aiguë. Les peintres hollandais ont retracé quelques opérations sur les yeux.

Enfin nombre de mes auditeurs connaissent une petite toile de notre musée, intitulée l'*Enfant aveugle*: nous l'y voyons s'avançant guidé par sa mère pour offrir une couronne de fleurs à la Vierge. Notre ville possède un portrait du peintre Wyrsch par lui-même, où il retrace fidèlement son strabisme très prononcé.

Parmi les œuvres des auteurs plus rapprochés de nous, je rappellerai le *Bélisaire* de David et *Homère aveugle* de Gérard, tous deux magnifiques d'exactitude anatomique, d'observation et d'expression de résignation douloureuse. *Milton aveugle dictant le Paradis perdu* a servi de sujet à plusieurs tableaux et gravures.

Je passe rapidement sur un beau tableau de Murillo, *Sainte Elisabeth de Hongrie*, où la sainte prodigue ses soins à des malades bien intéressants sans doute, mais quelque peu repoussants, ce qui augmente encore les mérites de celle qui vient à leur aide : ce sont les teigneux et les pouilleux. Il faut remarquer dans ce tableau le pittoresque réalisme des deux infirmes peints au premier plan (Académie Saint-Ferdinand, Madrid).

Craignant d'effaroucher des oreilles non médicales, je n'insisterai pas sur une maladie trop connue au moyen âge par sa fréquence, l'effroi qu'elle inspirait et les mesures rigoureuses prises contre ceux qui en étaient atteints, la lèpre. Les œuvres qui s'y rapportent sont intéressantes à un double point de vue médical et historique, car elles nous renseignent sur les coutumes d'alors. Saint Lazare le lépreux était le patron de ces malheureux, et dans de nombreux vitraux, sur les pages de beaux missels, nous le voyons couché à la porte du mauvais riche. Plus rarement apparaît le saint homme Job couché sur son fumier : près de lui son chien qui le lèche, sa femme qui l'injurie, « la bête compatissante et la femme sans pitié », comme le dit un vieil auteur (Miniatures du livre d'heures d'Anne de Bretagne, XVe siècle). Sur certains portails de cathédrales nous trouvons des statuettes de lépreux reconnaissables surtout à leur robe, à leur cagoule et au port de la cliquette, sorte de crécelle en bois, qu'ils étaient tenus de porter et qui avertissait les passants de se garer. Saint Benoit est renommé pour avoir guéri des lépreux; aussi ne serons-nous pas étonnés de les voir reproduits à côté du saint dans quelques tableaux, dans des manucrits et sur le seuil de sa chapelle dans un faubourg de Séville.

Des miniatures du *Miroir historial de Vincent de Beauvais* (XIIIe siècle) conservé à la Bibliothèque de l'Arsenal de Paris, nous montrent une léproserie et divers types de lépreux. La plus ancienne représentation de ces malheureux dans l'Ecole italienne fait partie de la célèbre fresque de Gaddi, dont nous avons déjà parlé : *Le triomphe de la mort*. Citerai-je le lépreux de la fresque de la chapelle de Santa Maria del Carmine à Florence, ceux de Donzelli, de Roselli, d'Andrea del Sarto, de Girolamo del Santo. ?

L'école allemande ne nous présente pas moins de types que l'école italienne. Un tableau de l'école de Cologne, attribué à la direction des frères Van Eich, retrace l'accomplissement des *œuvres de miséricorde par sainte Elisabeth de Hongrie*. Au centre de la composition sont trois lépreux hideusement mutilés.

Dans une œuvre capitale de Hans Holbein le Vieux (musée de Munich), sainte Elisabeth de Hongrie donne à manger aux lépreux. La sainte s'avance d'un pas tranquille au milieu des malheureux. Son visage, d'une douceur et d'une sérénité exquise, attire avant tout l'attention; près d'elle, personnages secondaires, mais bien intéressants de toute autre façon, sont quelques lépreux couchés ou se précipitant sur les pas de leur bienfaitrice. Sur ces malades, d'éminents savants, tels que MM. Virchow et Charcot, ont reconnu les stigmates de la lèpre telle qu'elle existe encore sur quelques points du globe. Il y avait, du temps de Holbein, des léproseries à Augsbourg, et se basant sur ce qu'il a pu voir, le peintre a voulu exalter encore les vertus de sa sainte par l'horreur du spectacle dont il l'a entourée.

Dans une gravure d'Albert Durer, reproduisant la *guérison du boiteux à la porte du temple par saint Pierre et saint Paul*, l'infirme offre avec une étonnante véracité dans les moindres détails les lésions de la lèpre tuberculeuse et atrophique, image si fidèle qu'elle pourrait être reproduite dans un traité spécial.

Parmi les peintres des écoles flamande et hollandaise, Beinard, Van Orly et Rubens dans son tableau, *Une charité de saint Martin*, ont reproduit des malades en proie, sans le moindre doute, à la même maladie.

> Un mal qui répand la terreur,
> Mal que le ciel en sa fureur
> Inventa pour punir les crimes de la terre,
> La peste, puisqu'il faut l'appeler par son nom,
> Capable d'enrichir en un jour l'Achéron
>
> (La Fontaine)

a terrorisé l'humanité de tout temps. Les vers du grand fabuliste en sont encore une preuve après tant de poésies et de récits dont elle est la triste héroïne. Cantonnée aujourd'hui en Orient où la science française lui livre une sérieuse et déjà heureuse bataille, elle a bouleversé l'Europe jusqu'au XVIIIe siècle et a fait des retours offensifs plus récents; un d'eux nous touche de près, comme date et lieu d'invasion. Aussi ne serons-nous pas étonnés que nombre d'œuvres artistiques aient été consacrées au souvenir de ses apparitions. C'est une maladie à début foudroyant, extrêmement contagieuse, déprimant l'individu qui se sent dévoré par une chaleur atroce. Elle a de hideuses manifestations ganglionnaires et cutanées (bubons, abcès, taches noirâtres). Ces symptômes, ces signes extérieurs ont été décrits par les historiens, les poètes ; ils ont été relevés et consignés avec non moins d'exactitude par les artistes.

Saint Roch, qui vivait vers 1295, fut, au cours d'un pèlerinage, atteint de la peste et en guérit ; il devint le patron des pestiférés. Les nombreuses peintures et sculptures qui lui sont consacrées le montrent généralement en costume de pèlerin, soulevant les plis de sa tunique pour mettre à découvert le membre inférieur qui présente le bubon ou charbon, signe du mal terrible dont il fut sauvé. Souvent à ses côtés est figuré un ange portant un flacon de baume et s'avançant pour soigner le saint. C'est sous cet aspect qu'il est figuré sur un volet de retable flamand du musée de Cluny (règne de Louis XII), dans un tableau de l'église de Provesans (province d'Udine), où la lésion est nettement indiquée. Dans l'église Saint-Ferme de Verone, un tableau de Francesco Caroto, la *Vierge avec l'enfant Jésus dans sa gloire et les Saints*, montre saint Roch portant à l'aine droite le ganglion ou bubon pestilentiel dit garocciolo.

C'est sous cet aspect qu'on le retrouve au bas de la belle fresque du *Crucifiement*, due à Luini, dans une église de Lugano. Saint Roch a été représenté pareillement par Bartholomeo della Gatta, Bassano, Procaccini. Lors d'un récent voyage fait dans le nord de l'Italie, nous avons pu nous assurer que jusque dans d'intimes chapelles et sur les œuvres anciennes et modernes de plus ou moins grande valeur artistique, l'image du protecteur des pestiférés s'offre à la dévotion des fidèles sous le même aspect.

L'église Saint-Martin d'Alots possède un tableau de Rubens représentant *saint Roch intercédant auprès du Christ* pour des pestiférés figurés sur la partie inférieure de la toile ; il n'y a ici rien de bien intéressant à relever au point de vue pathologique non plus que dans le tableau de Bassano à l'Académie des beaux arts de Milan et dans celui de Procaccini au Musée Estense à Modène ; tous deux représentent des sujets analogues au précédent. Dans notre musée (collection J. Gigoux) une esquisse du Tintoret nous montre un saint Roch en extase indiquant de la main son garocciolo.

De petites statuettes en bois sculpté représentent le protecteur des pestiférés avec le pan de sa robe relevé et laissant voir sur la partie antérieure et interne de la cuisse la petite tumeur caractéristique ulcérée. On m'a signalé plusieurs œuvres de ce genre à Calcar, ainsi que dans quelques villages du Doubs. J'ai pu moi-même retrouver une grossière image du saint en bois colorié dans une vieille maison de la rue Rivotte à Besançon.

D'autres peintres se sont attachés à rendre la physionomie désolée d'une ville atteinte de la peste, l'affolement des habitants, l'agglomération des malades et des morts. Raphaël s'inspirant de la peste décrite dans l'Enéïde a fait une admirable composition gravée par Marc Antoine et intitulée *Il Morbetto*. Le sujet est horrible ; mais le talent du peintre éveille immédiatement la pitié et l'admiration. Le Poussin peint la *Peste des Philistins* au moment de la captivité de l'Arche, ainsi que la *Peste d'Athènes*. Pierre Mignard a consacré un magnifique tableau à la *Peste d'Epire*. Tableau pathétique, dit M. Blanc, que Le Poussin n'eût pas désavoué, tant l'expression en est forte, tant il y a de grandeur dans son ordonnance, particulièrement dans l'invention de cette fontaine qui se précipite en cascades au fond du tableau, et vers laquelle les pestiférés se trainent pour étancher leur soif Le peintre au milieu de la calamité générale a su donner place à l'idée de dévouement en montrant des hommes soignant au péril de leur vie des malades, un médecin succombant en leur portant secours. Il a su rendre d'une façon touchante le désespoir des survivants, l'effroi de la foule demandant de l'aide à ses dieux.

Le courage de saint Charles Borromée secourant les pestiférés a été reproduit et exalté dans mainte œuvre que l'on retrouve non seulement à Milan dans les églises, les musées et les bas-reliefs de la chapelle funéraire du saint, ou dans les galeries du palais des Iles Borromées, mais un peu partout. Citons le tableau de Mignard dont il n'existe plus que des copies ou des gravures ; celui de Gabriel Lemonnier au musée de Rouen, ceux de Francesco Gossi, de Franceschini, de Cigoli à Bologne, Bressia et Cortone, la belle fresque de Saint-Sulpice et un bas-relief du Puget à la Santé de Marseille. Les grandes épidémies du moyen âge ont eu également leurs peintres ; Cigoli a représenté *la peste de Florence* en 1348 (église de la Miséricorde, Florence). Un groupe en marbre sur le maitre autel de Sancta Maria del Salute à Venise a pour objet le *Triomphe de la Vierge* sur l'épidémie qui ravageait la ville. Spadora a reproduit la *Peste de Naples* en 1656 ; il en fut spectateur.

Plus rapprochés de nous sont les tableaux de Michel Serrès et J. F. Try nous faisant assister au spectacle que présentait Marseille en 1720 lors de la grande peste si tristement célèbre. Try immortalise le dévouement du chevalier Rose ; il le montre dirigeant les forçats qui enterrent les pestiférés ; par un singulier mélange de réalité et de fantastique, dans le ciel passent des anges secouant des torches enflammées. Plus touchante et plus naturelle est l'œuvre de Gérard immortalisant lui aussi *Monseigneur de Belzunce* visitant et consolant les pestiférés. Manneau s'est aussi inspiré de ce sujet. A Marseille également nous trouvons une belle toile de David dite la *Peste de Saint-Roch*.

Pour terminer par notre siècle, rappelons enfin le beau tableau si connu de Gros au Louvre *Bonaparte visitant les pestiférés de Jaffa* et touchant le bubon d'un malade que lui présente un médecin. L'œuvre superbe de naturel, de couleur, de lumière et d'expression souleva et soulève encore un enthousiasme mérité.

Nous savons quel rôle considérable a joué la possession démoniaque, quelle terreur et quelle pénible obsession elle a provoqué non seulement au temps les plus sombres du moyen-âge, mais jusqu'à la fin du dix-septième siècle. Aussi avec quelle fréquence sont reproduites dans toutes les manifestations de l'art les scènes d'exorcisme ou de délivrance des possédés ! Nous les rencontrons dans la peinture, la céramique, la gravure, la ciselure sur étain, plus rarement en sculpture. Or, dans les attitudes bizarres, les convulsions, les contractures de ces malheureux qui portent les preuves d'une scrupuleuse observation de la nature, MM. Charcot, Gilles de la Tourette et Richer ont reconnu, et tout médecin véritablement instruit peut reconnaître les phases diverses et les attitudes de la grande hystérie. Il est impossible que l'imagination ou le hasard ait pu réunir un tel ensemble de caractères, des traits si précis ; c'est d'un sujet atteint de cette maladie que s'est inspiré l'artiste.

Je me bornerai à citer des œuvres de réelle valeur à notre double point de vue et prises dans les diverses époques. Un ivoire du cinquième siècle, fragment de la couverture d'un évangéliaire de Ravenne, retrace une scène d'exorcisme avec des attitudes très curieuses et très caractéristiques. Il en est de même des énergumènes ornant un manuscrit syriaque de la bibliothèque de Florence, des miniatures du manuscrit de l'empereur Othon conservé à la cathédrale d'Aix-la-Chapelle, d'une peinture d'un livre de chœur de la cathédrale de Sienne, *Jésus délivrant un possédé*. Nous trouvons encore un appui à nos observations dans les bas-reliefs de Nicolas de Pise sur le tombeau de Saint-Dominique à Bologne, et dans le bronze de la porte de l'église Saint Zenon à Vérone. Je cite en passant la fresque d'Andréa del Sarte dans le cloître de l'Annunziata à Florence et certaines scènes de la *Vie de Saint Rambaud* dans les belles peintures de l'église de Malines.

Les attitudes étranges, les contorsions illogiques des membres, les contractions grimaçantes de la face sont esquissées avec une vigueur et une véracité qui dénotent en même temps que d'admirables dessinateurs des observateurs scrupuleux de la nature. Raphaël dans une de ses œuvres capitales, la magnifique toile de la Transfiguration a placé aussi un jeune démoniaque ; certes l'anatomie de ce corps est merveilleuse, mais ses convulsions ne répondent à aucune maladie décrite ; elles sortent du naturel. On pourrait faire le même reproche aux possédés que peignit Le Carrache. Toute autre est l'impression produite par la belle fresque du Dominiquin dans le Couvent de Gratta Ferrata, *le Miracle de Saint-Nil* ; l'attitude en arc de cercle du jeune agité est vraie et connue. Pour terminer je mentionnerai les divers possédés peints par Rubens dans des *scènes de la vie de Saint-Ignace* à Gênes et à Vienne ; il est difficile de réunir aussi bien que lui et en un même personnage les signes effrayants de la grande névrose « Le génie de Rubens les a pénétrés et rendus avec une netteté dont l'œuvre d'aucun autre maître ne fournit d'exemple ». Qui parle ainsi ? le professeur Charcot. Je rappelle enfin en passant une curieuse scène d'exorcisme reproduite dans le Manuel de *Victoire du corps sur l'esprit* (1566).

M. Meige a découvert au musée d'Amsterdam une statue provenant de l'ancien hospice de cette ville, œuvre de premier ordre intitulée *le delire*. La bouche ouverte et tordue, la convulsion des globes oculaires, la contracture des muscles sourciliers, le renversement du corps en arrière, le mouvement des mains tiraillant, arrachant les cheveux, ne permettent pas de doute sur la nature de l'affection qui, ici encore, est l'hystérie.

Callot dans les gravures de la *vie des Saints* nous montre aussi quelques possédés dont les convulsions sont fort remarquables au point de vue pathologique. Breughel le Vieux dans une intéressante série de dessins gravés par Hendius a reproduit un autre genre de convulsionnaires relevant eux aussi de l'hystérie, ce sont les danseurs de Saint-Guy (XIVe et XVe siècle) victimes d'une curieuse épidémie dont les traces se trouvent encore dans les processions dansantes de certaines villes d'Allemagne au XVIe siècle. *Les flagellants de la Ligue* dont un fort beau tableau moderne de notre Musée retrace le pèlerinage au tombeau des Guises, sont proches parents de ces névrosés. Une collection de gravures du XVIIIe siècle a comme sujet une autre série de convulsionnaires qui émurent et la cour et la ville, ce sont ceux qui se réunissaient et qui se guérissaient sur la tombe du Diacre Paris. Chez tous ces agités se rencontrent les traits de l'hystérie. Au XIXe siècle plusieurs peintures de démoniaques existent dans les œuvres contemporaines ; moins naïves que celles dont nous venons de parler, elles sont aussi et peut-être plus parfaites dans l'étude de la maladie.

J'arrive enfin à un certain nombre d'œuvres qui n'ont pu rentrer dans aucun des groupes précédents, et qui reproduisent des malades ou des médecins dans l'exercice de leur art. Certes, chacun peut apprécier le talent de l'artiste dans la représentation de la douleur ou de l'épuisement d'un malade, grâce à l'intensité avec laquelle il excite notre émotion ; mais peut-être trouverons-nous dans ces compositions quelque point intéressant à mettre plus particulièrement en lumière. Prenons par exemple les scènes d'hôpital. Dans une fresque du XIVe siècle due à Taddeo di Bartolo on voit une salle de l'hôpital de Sienne à cette époque ; cela nous donne des renseignements intéressants sur le matériel hospitalier, les instruments, les costumes des médecins d'alors. Une miniature du XVe siècle nous transporte à l'Hôtel-Dieu de Paris ; elle provient d'un manuscrit écrit sur velin destiné à faire connaître le bon fonctionnement de l'établissement suivant l'ordre de maître Jehan Henry conseiller du roi, président de la Chambre des enquêtes de la Cour du Parlement, chantre de l'église et proviseur de l'Hôtel-Dieu. Les malades, à l'aspect plus ou moins piteux sont couchés généralement nus et deux par deux dans des lits ; au milieu de la salle quatre figures allégoriques destinées à l'éloge de l'administration, ce sont la Prudence, la Tempérance, la Force et la Justice ; près d'elles des religieuses et des novices. C'est encore un service du même hôpital que représente une miniature d'un manuscrit de la bibliothèque de Bruxelles, intitulé : « *Les Pardons, Grâces et Facultés* octroyés par Monseigneur l'Archevêque de Bourges et Primat d'Aquitaine aux bienfaiteurs de l'Hôtel-Dieu de Paris ». Les sœurs y prodiguent les soins physiques et moraux aux malades figurés, comme dans l'œuvre précédente, plusieurs dans un seul grabat. Dans une partie relevée de la salle on voit ensevelir les morts.

Le tableau de Van Hemessen au musée du Prado est consacré à de nobles dames et demoiselles, sœurs aînées de nos ambulancières ; elles soignent des blessés, préparent des breuvages bienfaisants, prouvant que même dans cette sombre époque la femme a su toujours être l'aide dévouée et admirable du médecin pour soigner et guérir, et encore plus souvent son maître pour consoler les malheureux. Je suis forcé de passer rapidement sur les beaux bas reliefs de Lucca del Rubbia en terre cuite émaillée qui décorent l'hôpital de Pistoie ; sur le fragment de retable conservé au musée du Louvre dû à Pisello dit Il Pisellino et représentant *Saint Côme et Saint Damien s'aidant à panser un malade ;* sur le bas-relief en bronze d'Andrea Pisano figurant la maladie. Nous retrouvons Saint-Côme et Saint-Damien dans un tableau de Bicco di Lorenzo à Florence ; ils sont représentés amputant à un malade une jambe noire et gangrenée. Plus modeste est la scène figurée dans une aquarelle d'un ouvrage à juste titre bien connu et admiré à la Bibliothèque Saint-Marc à Venise, le *bréviaire Grimani.* C'est la saignée occupant une page au mois de Septembre dans le Calendrier ; les détails, la pose de l'opéré et de l'opérateur sont si naturels qu'on pourrait reproduire ce document dans un traité de petite chirurgie.

J'arrive à une série de chefs d'œuvre dus aux peintres hollandais du XVIIe siècle ; ici la maladie a servi de prétexte à des scènes d'intérieur charmantes de finesse et de vérité Il s'agit généralement d'une opération faite par un chirurgien de village, ou même par un de ces fameux barbiers pédicures de qui relevaient toutes les petites interventions. Dans une chambre où le jour pénètre avec de pittoresques reflets, au milieu d'un désordre de meubles, d'instruments, d'accessoires professionnels, le maître du lieu dans l'exercice de son art se penche sur son sujet, ou est à genoux devant lui. Cet opérateur est un vieillard ou un jeune homme à longs cheveux bouclés, parfois grave et imperturbable, plus souvent ayant un sourire malicieux au coin des lèvres à l'adresse de la peur et de la sensibilité exaspérée de son patient. Il n'a pas de costume, pas de coiffure spéciale ; à la taille un tablier blanc, comme instruments la lancette, le bistouri, les pinces, la sonde cannelée. Son client, très souvent miséreux, ouvrier ou paysan, est représenté entrant en clopinant, montrant avec précaution la place du mal, ou encore subissant stoïquement, plus fréquemment avec une affreuse grimace, une opération souvent intéressante pour l'histoire de la médecine. Comme comparses de ces deux acteurs et à leur côté, un gamin espiègle prépare ou apporte un pansement, une vieille femme compagne du patient le contemple avec un intérêt attendri, ou au contraire, épouse du chirurgien, aide de son mieux tout en se moquant de l'opéré.

C'est à cette description que se rapportent un certain nombre des œuvres de David Téniers le Vieux (1582-1649), de David Téniers le Jeune (1610-1690), d'Adrien Van Ostade (1610-1685) et d'Adrian Brouwer (1605-1638), de Quast, de Ryckaert, peintres de la même époque et de la même école, dans les musées des grandes villes d'Europe. Gérard Dow, dont la toile intitulée le *Dentiste*, rappelle les précédentes, nous transporte dans un intérieur plus confortable, dans un milieu plus élevé, en peignant la *Femme hydropique*, un des joyaux du Salon Carré du Louvre. La malade, étendue dans un fauteuil, offre l'aspect si connu de l'affection dont elle est atteinte : sa fille pleure en lui tenant la main : une garde, de l'autre côté, lui fait prendre une potion : le médecin, en robe et rabat, considère avec attention le liquide d'un flacon. Cette attitude du praticien est encore répétée dans un autre tableau. Au même genre appartient la *Consultation* due à Brokelinghaun élève de Gérard Dow, et que possède aussi le musée du Louvre. De Jean Steen nous citerons deux jolis tableaux du musée de la Haye. C'est d'une part une scène très amusante *la Malade d'Amour*. Un médecin fort perplexe tâte le pouls d'une jolie cliente dont la santé ne paraît pas bien ébranlée : sur un meuble, une statue de Cupidon donne le mot de l'énigme. La *Femme Malade*, la seconde de ces œuvres reproduit une jeune femme à visage fin, souriante, un peu railleuse : sa tête enveloppée d'un foulard est appuyée sur un oreiller ; le médecin a une expression de douce gravité, de bonhomie familière, il prend la main de sa malade pour lui tâter le pouls.

Miéris donne à ses médecins de jolies patientes vêtues de soie et de velours. Ce sont les mêmes élégantes que nous retrouvons dans les quelques tableaux et les nombreuses gravures d'artistes du XVIIIe siècle reprenant des sujets analogues à ceux dont nous venons de parler

Je termine sur une note plus gaie en mentionnant une gravure de Dusart, *la Ventouseuse*. Une grosse commère opulente de formes est assise sur une chaise, la jambe droite sortant nue de ses cottes relevées. Son pied est posé sur le bord d'un baquet, et elle se renverse grimaçante levant les bras en signe de douleur. La ventouseuse, « affreuse compagnonne dont la barbe fleurit et dont le nez trognonne », est coiffée d'un entonnoir, munie de bésicles énormes, et parée de colliers de molaires ; elle place sur le pied de la patiente les ventouses qu'elle extrait d'une corbeille. Derrière ce premier plan un personnage à face lunaire a, comme chapeau, un étrange panier ; son embonpoint fait craquer son pourpoint, il aiguise une lancette et porte noblement la seringue à la ceinture. Dans le genre comique, citons encore les singes chirurgiens ou barbiers-pédicures de Van Ressel et de quelques artistes de l'Ecole flamande.

Je crois avoir dit au début de cette causerie que j'étais mal placé et peu documenté pour poursuivre cette étude chez nos contemporains. Pourtant, d'après ce que j'ai vu dans différents musées et les expositions, je me crois permis de rattacher à certains groupements principaux les quelques tableaux où nous trouvons à observer les sujets qui nous intéressent. Ce sont en première ligne et comme aux époques antérieures les œuvres reproduisant les miracles et tel ou tel fait de la vie des Saints. Les études anatomiques sérieuses que font nos artistes, le scrupule qui les pousse à fréquenter les salles de garde et les services spéciaux des hôpitaux pour mieux observer leurs modèles, nous expliquent les qualités d'exactitude et de naturel des infirmes et malades représentés.

En second lieu viennent les tableaux portraits où l'on voit le professeur X ou le docteur Y dans leur laboratoire ou leur hôpital. Là, les sujets abondent, et je cite, en passant, quelques tableaux dont les reproductions arrêtent les regards des passants chez les libraires du boulevard Saint-Michel : c'est la leçon de clinique du professeur Charcot à la Salpêtrière, Pasteur, M. Roux, M. Cornil dans leurs laboratoires : les diverses consultations de nos grands maîtres actuels ; le cours de Claude Bernard au collège de France, etc, etc. On peut rattacher à ces œuvres d'autres ayant pour sujet, si je puis m'exprimer ainsi, l'histoire de la Médecine ; c'est, n'existant plus qu'à l'état de gravure, l'ancienne grande fresque de l'Amphithéatre de la Faculté de Paris, *Ambroise Paré pratiquant la ligature des artères*, et à côté d'elle par un brusque saut de chronologie la *découverte de la vaccine* ; les *inoculations contre la rage* à l'Institut Pasteur ; les *injections de sérum* de Roux aux enfants malades etc. J'arrive enfin aux tableaux de genre et j'y fais rentrer les diverses visites à l'hôpital, les convalescents, ou encore les études de poitrinaires, de déments, d'alcooliques, d'estropiés, etc., dont beaucoup sont superbes de réalité et de naturel. Mentionnerai-je aussi quelques œuvres allégoriques telles que la *Science soutenant l'humanité souffrante* ou dans un tout autre ordre d'idées, mais toujours dans la même voie, la *Fièvre*, la *Muse verte*, le *Délire*, l'*Humaine folie*, l'*Homme aux poupées*, vus dans nos derniers salons et à côté desquels nous trouvions des scènes d'un réalisme étrange et poignant ; comme la *Lutte pour la Vie* représentée par une bande de culs de jatte bataillant pour s'emparer de quelques louis tombés dans le ruisseau.

En sculpture, j'aurais à vous rappeler des figures allégoriques au pied de statues de médecins, de physiologistes et anatomistes célèbres, ou encore placées dans la cour de quelques-uns de nos hôpitaux. Nous rencontrons aussi nombre d'œuvres de caractère plus original. L'une d'elles est restée dans ma mémoire, c'est l'Aveugle et le Paralytique de la fable de Florian. Comme expression, comme anatomie normale et même pathologique, les deux malheureux étaient saisissants.

En gravure, je mentionne en passant les belles œuvres de Doré où nous trouvons des gueux infirmes, des malades, des blessés rendus avec un talent étonnant.

Quant à la caricature, le *bossu Mayeux* a fait rire nos pères, et *Boquillon l'exophthalmique* avec ses gros yeux à pédoncules est loin d'être mort. J'ose à peine vous parler, et pourtant leur verve endiablée le mérite bien, des fresques extraordinaires qui égaient et égaieront les générations d'étudiants fréquentant les salles de garde de certains hôpitaux de Paris.

Je m'arrête, car voilà déjà longtemps que je retiens votre attention. Si j'ai abusé de la complaisance de mon auditoire, et si quelque erreur a offensé des critiques artistiques beaucoup plus compétents que moi, qu'il me soit pardonné, car j'implore des circonstances atténuantes. Médecin convaincu et admirateur du but que notre science doit atteindre : santé physique et morale, j'aime à la voir s'intéresser à tout ce qui est beau et bon, et je cherche à prouver qu'elle n'est pas aussi terre à terre qu'on veut bien le dire, puisqu'elle peut jouer son petit rôle dans la critique artistique, et puisque les beaux-arts daignent s'intéresser sans déchoir aux patients de ses disciples et à ses disciples eux-mêmes. Du reste, nombre de mes confrères et non des moins connus manient qui le pinceau, qui l'ébauchoir, qui l'archet, tandis que d'autres taquinent la Muse, et il est un fait absolument connu et prouvé c'est que, dès les temps antiques, Esculape fut honoré comme fils d'Apollon.

BESANÇON. — TYP. ET LITH. DODIVERS.

www.ingramcontent.com/pod-product-compliance
Ingram Content Group UK Ltd.
Pitfield, Milton Keynes, MK11 3LW, UK
UKHW022151170726
13837UKWH00004B/1925